AF336804

NOUVELLE INDICATION

POUR LA

RÉGÉNÉRATION

DE LA

RACE HUMAINE

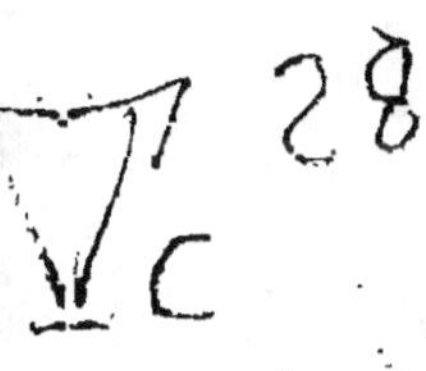

Typ. et Lith. A. CLAVEL, 32, rue Paradis-Poissonnière, Paris.

NOUVELLE INDICATION

POUR LA

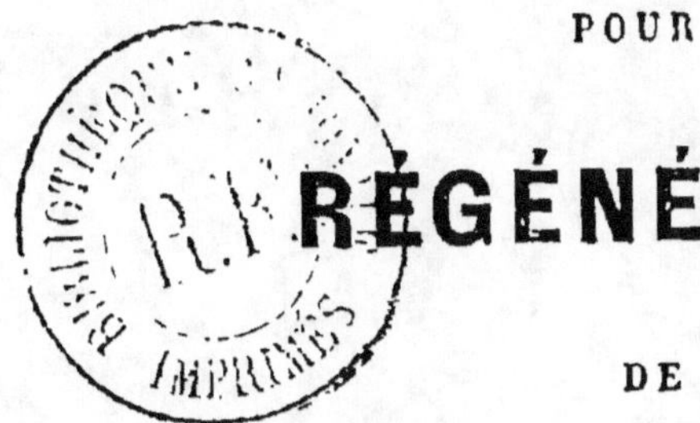

RÉGÉNÉRATION

DE LA

RACE HUMAINE

***

PARIS

ALEXANDRE ROUSSEAU, LIBRAIRE

9, PLACE DES VICTOIRES, 9

—

1879

Tous droits réservés

NOUVELLE INDICATION

POUR LA

Régénération de la Race humaine

PRÉFACE

Après avoir passé bien des années à réunir les documents nécessaires à la production de cette œuvre plus importante que ne le feraient croire ses modestes proportions, puisqu'elle ne vise à rien moins qu'à fournir une nouvelle indication pour la régénération de la race humaine, l'auteur vient humblement, dans ces quelques lignes, déclarer qu'il a pour but unique de montrer à la femme jusqu'à quel point il dépend d'elle, et d'elle uniquement, d'améliorer notre race.

La femme est la mère de l'humanité; mais elle a besoin qu'on la force à réfléchir à ce fait indéniable, que, *sans le savoir*, bien certainement, elle manque à son rôle, à sa destinée.

J'ai communiqué mes idées sur ce sujet à bien des femmes, de tout rang, de toute condition, de la plus élevée à la plus humble; toutes ont approuvé mes vues, toutes ont admis la vérité de mes hypothèses.

P. HONGRALM.

La nature est l'œuvre sacrée de Dieu ; l'homme ne doit pas détruire cette œuvre. C'est une vérité qui se démontre elle-même. L'Eternel Dieu a dit : « Croissez et multipliez ; et remplissez la terre. » Mais cette multiplication est menacée par des ennemis secrets, qui neutralisent, qui anéantissent même toute sa valeur, et détruisent le caractère sacré de l'humanité. Ce sont ces ennemis secrets qu'il s'agit de combattre et de vaincre.

La femme à qui incombe la grande mission de la maternité, entre en révolte, de son propre gré, contre sa nature et va d'elle-même à l'encontre de son propre bonheur, en dénaturant volontairement son tempérament, en soignant son corps non pas d'une façon simple et selon les lois de la nature, mais dans des conditions anormales, j'allais dire « avec perversité ».

Les parties génitales de la femme, ou pour employer une image plus noble, la *fleur* de la femme, doivent être traitées religieusement, comme étant la source de la propagation de l'humanité, la base du bonheur en mariage.

Pour conserver le corps physiquement sain, il faut lui donner des soins à la fois naturels et méticuleux. Vous lavez votre visage, vos mains, vos bras pour avoir la peau nette et douce. Faites de même pour la fleur de la femme, dont la peau intérieure, plus tendre que les téguments exposés à l'air, réclame un traitement plus délicat.

A mon avis, si l'on en agit autrement, c'est par suite de perversité chez les femmes, du moins chez la plupart d'entre elles, aussi bien en Europe que dans les autres contrées, à l'exception de la Chine, où la femme obéit mieux aux lois de la nature et ne voudrait en rien manquer à son rôle d'épouse et de mère.

Quelle explication donner à ce fait? dira-t-on Aucune d'elles en effet ne veut avouer que c'est volontairement qu'elles contrarient leur nature. C'est précisément là ce que je veux expliquer, en entrant plus avant dans le sujet.

Personne n'ignore que tout être vient au jour porteur d'organes, j'allais dire d'*appâts* procréateurs. Dans les plantes, ils constituent ce que nous appelons la fleur. L'homme, qui fait partie de ces êtres, participe de l'organisation générale ; chacun de nous possède donc sa *fleur*.

Or c'est chose importante que de savoir comment nous traitons notre *fleur* ; de savoir si nous en détruisons ou non la vitalité. D'elle, en effet, dépend la prospérité ou la décadence de notre race dans l'avenir.

Je soupçonne, disons mieux, j'ai la certitude que la femme contribue elle-même à détruire sa fleur ; quoique nous, les hommes, ayons à peine le droit de savoir qu'elle en possède une, encore moins qu'elle puisse être tentée de la flétrir. — C'est cependant chose qu'elles font elles-mêmes et de la façon que je vais dire. — Est-il femme comparable à la petite fille qui n'a pas encore la force de se soigner elle-même ? Voilà pourtant la femme ingénue, la femme en miniature ; eh bien, elle se perd petit à petit, dès qu'elle est en état de se soigner. Toute petite, quand elle a *fait de l'eau*, voyez-la ramasser dans sa main les pans inférieurs de son vêtement, ouvrir les genoux et presser cette masse d'étoffe dans sa fleur pour se sécher. C'est tout simplement abolir la force et l'élasticité de l'organe et l'empêcher de se fermer ; la fleur perd son charme, ses grâces, pour prendre une forme ridée, une couleur noirâtre qui blesse la délicatesse de l'homme si par hasard il y jette les yeux, et qui le rend subitement froid et indifférent. J'ai calculé que cette profanation se commettait dix fois par jour ; et l'année contient 365 jours ! Supposons que la petite fille commence à se servir elle-même vers cinq ans. Dans une année, cette funeste opération se sera répétée 3650 fois ; à vingt-cinq ans, 73,000 fois ; à trente-cinq ans, 109,000 fois ; à quarante-cinq, 146,000 et à cinquante-cinq 182,500 et ainsi de suite jusqu'à la mort. Un semblable traitement n'est-il pas fait pour abolir toute sensibilité, tout naturel chez la femme, et surtout dans sa fleur dont la destination est de fournir la vie aux générations futures.

Il est indispensable que la sensibilité soit la même chez la femme que chez l'homme ; il faut que ce ne soit pas en vain que l'homme prodigue ses feux à la femme ; il ne faut pas qu'il épuise inutilement ses forces et son sang, qu'il lui vaudrait mieux répandre dans quelque égout ou dans tout autre bourbier. N'y a-t-il pas là, en effet, quelque chose de contraire à la nature ?

La statistique nous apprend qu'il y a dans les Pays-Bas environ 260,000 femmes de plus que d'hommes. Cette différence n'a d'autre cause que l'insensibilité de la femme. Son organe génital, par suite des mauvais soins qu'elle lui donne, perd la finesse de sa sensibilité originaire à tel point qu'il ne peut retenir la semence à la première copulation. L'homme, en effet, n'a pas la force suffisante pour vaincre une *nature si rude;* je veux dire *qu'il ne peut porter la sensibilité de la femme à un degré d'excitation égal à celui dans lequel il se trouve.* Il s'ensuit que sa principale force est dépensée dès le principe et en pure perte.

On affirme que, en Suède, il y a de même plus de femmes que d'hommes. N'est-ce pas une preuve en faveur de mes idées?

Continuons et abordons les détails.

Pourquoi voit-on naître en si grand nombre des enfants faibles, qui se trouvent, dès leur naissance, condamnés à traîner une existence misérable à travers la vie, comme des ombres, comme des cadavres vivants? Pourquoi tant d'hommes accouplés avec des femmes *dénaturées,* mariés ou non, marchent-ils eux aussi, dans la vie, comme des ombres et des cadavres ambulants, pour choir dans la tombe bien avant leurs femmes? Ce sont des fous, qui n'ont rien compris, qui se sont faits esclaves et se sont minés en pure perte, liés à une femme insensible, qu'ils n'ont pu dans le cours de leur existence satisfaire qu'une seule fois peut-être, savoir au premier coït qui a suivi un temps d'interruption ou d'absence.

Comment mettre de l'harmonie dans une telle situation? c'est impossible.

J'entendais un jour, dans une pièce voisine de celle où je me trouvais, une femme mariée se plaindre de ne recevoir aucune jouissance de son mari, qui se contentait de la *souiller* et de l'*entretenir*. Cependant ils avaient quatre enfants, mais si pâles et si malingres qu'on avait peine à les faire vivre. L'homme était blême comme la mort ; la femme, au contraire, fraîche comme si de rien n'était. C'était là l'apparence extérieure.

Voici un autre fait. Un homme marié, se plaignant à moi directement, me demandait ce qu'il fallait faire puisqu'il ne pouvait en aucune manière satisfaire sa femme, qui le tourmentait nuit et jour de sa jalousie, et d'autres insolences. Il voulait se tuer ; mais il mourut quelque temps après, épuisé et mort d'avance. Si cet homme eût pu être sauvé, je l'eusse sauvé. La femme, elle, était saine et fraîche.

Voilà deux cas concluants en faveur de ma thèse ; mais nous en possédons une infinité d'autres. Quelle preuve éclatante que la femme est insensible, conséquemment en dehors de sa nature !

Le secret de la force mystique de la femme sur l'homme est là tout entier. L'homme est si sensible, qu'il lui suffit seulement de toucher

une femme aux manières attirantes, pour voir
son amour atteindre le comble et déborder. C'est
la conséquence de la finesse de sa sensibilité, et de l'idéalisme de son imagination,
qui a rencontré quelque chose de fin, de délicat, d'extraordinairement beau. Il n'a en effet
nulle idée que la femme a détruit son organe
génital, par le continuel *séchage*, par l'éternel
frottement destiné à le tenir sec.

Observateur en toutes choses, dès mon en-
fance, à peine eus-je découvert cette mystérieuse
action de la femme, je continuai sans interruption la série de mes études, pour être en mesure
de me prononcer en connaissance de cause ; je
voulais avoir une certitude avant de dire à la
femme : Réveille-toi, prends garde !

Par ce que je viens de dire, on voit qu'il
est indispensable que la femme laisse sa fleur
dans son calme, si elle veut à la fois jouir elle-
même de la félicité de l'amour et la faire par-
tager à son mari.

C'est justement dans sa sensibilité que réside
le pouvoir qu'a la femme de conquérir l'amour
de l'homme, et elle n'aura pas à craindre de le
voir chercher d'autres femmes tant qu'elle

maintiendra sa fleur telle que la nature l'a faite.

Je veux retenir seulement ce fait que la fleur de la femme est son *meilleur trésor, l'aimant secret* qui attire l'homme et le rend l'esclave de la femme pour la vie.

La femme doit, dans le coït, faire en sorte d'être prête, au même instant que l'homme, au déchargement de la force ; il faut qu'une fois la nature satisfaite des deux côtés, tous deux se sentent portés à un repos devenu nécessaire. La femme qui peut réaliser ce programme est vraiment heureuse, elle réalise sa destinée, la destinée glorieuse de son sexe, et rend son mariage heureux.

Que sert à la femme de se couvrir de blondes et de dentelles, et de peindre son visage en rouge, pour se faire aimer, si elle s'est d'avance privée de sa qualité la plus précieuse, c'est-à-dire de la finesse de sensibilité dont est douée la nature chez elle. Qu'importe qu'elle ait en surplus les appâts les plus délicatement séduisants, si cette partie de son corps est tellement défigurée par un traitement intempestif et y a gagné un aspect si dégoûtant qu'un homme, s'il en avait connaissance, oserait à peine l'approcher.

L'homme est tenu d'avoir assez de sens moral pour s'examiner soi-même, pour juger du juste et de l'injuste ; pour savoir ce qui est contraire ou non aux lois de la nature ; mais cela lui est plus facile quand on lui a fait toucher la plaie du doigt.

L'insensibilité et la *dénaturation* chez la femme ont des conséquences destructives incalculables. Elles amènent un tel désordre, une telle désorganisation dans le monde, qu'il est difficile de les mesurer ; elles mettent la femme au-dessous des brutes, car chez ces dernières la femelle jouit au même degré que le mâle de la sensibilité, de la finesse, du velouté de l'organe. C'est ce qui fait qu'ils produisent une race saine et hardie. Pas de semence perdue ; elle est aspirée par la femelle et conservée en entier pour le but auquel elle est destinée ; elle tombe toujours sur un sol fertile.

Peu de femmes peuvent être comparées aux femelles des animaux, sous ce rapport. S'il y en a, on peut le voir à leurs enfants : bien faits, bien nourris, vifs et animés, ils se développeront plus rapidement que les enfants de la femme insensible, parce que cette dernière ne peut conserver la semence au premier coït, mais seulement au deuxième ou au troisième, c'est-à-dire quand les forces du mari, affaiblies, ne sont plus comparables à celles du premier moment. Au second, au troisième coït, la semence est en trop petite quantité, elle est trop faible pour engendrer un enfant robuste, sain et bien fait. Pour avoir les qualités nécessaires, la semence doit dater de deux ou trois jours.

Il s'en suit que les enfants créés dans ces conditions, mal partagés, n'ont pas les forces physiques qui leur seraient nécessaires.

On peut comparer la force de l'homme à un ressort tendu. Au premier rapprochement de l'homme avec la femme il faut que celle-ci soit sensible assez pour pouvoir, à la première copulation, retenir le gage d'amour qu'il lui donne ; les autres ont peu de valeur.

Si la femme est insensible, c'est le contraire qui a lieu. En d'autres termes, elle ne peut être prête aussi vite que l'homme, et comme conséquence, la partie la plus précieuse du gage d'amour se perd comme si on la jetait. La nuit est longue ; c'est la femme maintenant qui commence à s'animer ; elle ne laisse l'homme tranquille que quand il lui a prouvé de nouveau son amour ; il en résulte un second rapprochement. Cette fois, eût-elle la fortune de retenir ce qu'il lui donne, la semence est de qualité inférieure, il ne peut en sortir un fœtus doué des facultés complètes qu'il eût pu acquérir au premier coït.

Contrairement à ce qui ce passe chez la femme sensible, l'insensible éprouve d'autant plus de désirs de rapprochement qu'elle ne peut être satisfaite au même degré que la première.

Combien est plus dangereux encore le cas où la femme ne peut retenir la semence qu'à la troisième copulation ; elle n'a plus alors à espérer que des enfants encore plus insensibles, plus faibles, dont la vie est d'autant plus difficile à sauvegarder. Et comme c'est à ces derniers rapprochements que la femme atteint son plus haut degré de force et de vigueur, il en résulte la plupart du temps, qu'elle obtient une fille, de là l'inégalité de nombre dans les deux sexes.

A propos de l'insensibilité invétérée de la fleur chez la femme, je désire attirer l'attention de mes lecteurs sur une circonstance frappante ; je veux dire combien il y a de femmes capables de se prostituer publiquement, comme des machines, ce qui tient à leur manque absolu de sensibilité. C'est pour l'argent seul qu'elles font commerce avec les hommes, mettant ainsi sous les pieds tout sentiment humain, et se ravalant au-dessous des animaux. Supposez-les sensibles comme l'homme, elles ne pourraient se résigner à une vie aussi méprisable.

Cette désharmonie amène des conséquences déplorables. L'homme se dégoûte d'une femme qu'il ne peut satisfaire à la première demande de la nature; la femme, de son côté, méprise l'homme, se voyant leurée dans son amour. La nature s'est trouvée trahie; elle ne peut donner à ses forces leur emploi naturel.

Songez-y, chères amies, l'homme qui aura en partage une telle femme, verra l'équilibre de sa vie dérangé; son partage désormais sera une existence malheureuse, ce qu'on pourrait appeler un avant-goût de l'enfer.

J'ai donc démontré la cause de la génération et de la procréation des enfants physiquement débiles et misérables. Si la femme veut obvier à cette situation malheureuse et digne de pitié, si elle veut voir une race plus solide, qu'elle s'abstienne de sécher ses organes génitaux avec de la toile ou toute autre étoffe, qu'elle se contente de les absterger avec de l'eau quand besoin est. Que filles aient sous la chemise un tablier de peau assez raide pour leur ôter la tentation de l'introduire dans leur *fleur*.

En passant je noterai que la peau du corps se

régénérant constamment, la peau de l'organe génital peut, elle aussi, se régénérer si l'on discontinue le séchage intempestif.

J'ai entendu dire à nombre de femmes, vieilles ou jeunes, voire même à de petits enfants, qu'il y a nécessité absolue de se sécher pour éviter le désagrément d'être mouillée après que l'on a satisfait aux besoins naturels. Cela peut être, mais l'organe génital a une si grande importance, il est si précieux dans la vie normale de la femme, qu'elle doit éviter soigneusement d'ouvrir les lèvres de sa fleur par le sèchement. Elle doit, au contraire, se contenter d'en assécher les alentours ; et s'efforcer d'y maintenir la sensibilité, la beauté de la forme primitive reçue du Créateur ; en un mot, faire en sorte de rester toujours semblable à la fille bien faite, trop jeune encore pour se soigner elle-même.

L'homme est, à proprement parler, l'image de Dieu ; il est par lui doué de qualités célestes. Pourquoi, par abus de sa propre force, se priver des inestimables avantages qu'il possède. — Il n'y a sur terre aucun être plus beau que l'homme.

Songez à l'importance de la vie de l'homme, qui peut se continuer à l'infini s'il ne déroge pas aux lois de la nature et s'il n'entrave pas le développement de ses destinées, qui sont justement de devenir un être complet, honneur et gloire de Dieu dont il est l'ouvrage.

Je reviens à mon sujet et je veux indiquer la méthode à suivre pour obtenir une race régénérée. Il est entendu que si un homme et une femme s'unissent et font leurs efforts pour que la première copulation soit féconde, l'enfant qui en naîtra sera un enfant doué de qualités supérieures, en supposant que le père et la mère connaissent la nouvelle indication que nous venons d'établir. Eh bien, si tous les hommes agissaient de même et obtenaient des enfants beaux et sains, ceux-ci auraient eux-mêmes une descendance d'une qualité supérieure.

Cette seconde race améliorée, principe de la régénération, s'unissant dans les mêmes conditions, avec première copulation féconde, produira à son tour des enfants encore plus robustes et plus sains, qui feront comme leurs parents, et obtiendront une génération plus affinée. Et ainsi de génération en génération, à l'infini, jusqu'à ce que l'homme ait atteint la perfection normale de son état, et ne présente plus qu'une race régénérée et ayant atteint le point culminant de la beauté, dont elle est sortie pour le moment. — Ce serait, à ce moment, une race d'anges.

Quelle félicité, alors, d'avoir pour épouse cet être céleste; combien ce bonheur concorderait avec tout ce que je viens de dire! Ce serait le paradis sur terre; toutes les espérances que l'homme a fondées sur la femme se trouveraient réalisées.

Combien grande est l'influence de la beauté de la femme dans le monde, puisqu'elle est capable, par sa seule figure, sans aucun autre aide, de déterminer un homme à se sacrifier pour elle jusqu'à la fin de ses jours, à tout faire pour acquérir et garder son affection, dans ce but, à conquérir richesse, honneur et gloire ! Maître de ces trésors, il se hâte d'aller trouver sa belle maîtresse, pour les échanger contre sa main, contre son cœur, pour vivre et mourir avec elle.

Plus d'un royaume a été bouleversé pour une femme !

C'est pour cela que je m'efforce avec tant d'ardeur de faire connaître à la femme le danger de détruire les qualités qu'elle a reçues de la nature, de lui conseiller d'être et de rester ce que Dieu l'a faite primitivement, de suivre ses destinées, pour pouvoir jouir de la félicité suprême toute sa vie.

Dans ces conditions, l'homme lui-même est plus satisfait; il ne cherche pas d'autre femme que la sienne, qu'il a *réellement possédée une fois.*

Et puisque nous savons que toute attention, tout hommage adressé à la femme, a pour but, généralement, l'association avec elle, c'est-à-dire la possession de sa fleur, pourquoi ne pas conserver scrupuleusement les qualités de cette fleur?

Je crois avoir suffisamment mis en lumière ce que j'appelle une nouvelle indication pour la régénération de la race humaine.

Tout dépend, la plupart du temps, du soin que prendra la femme de ne point gàter la partie intérieure de sa fleur, en la séchant au moyen de ses vêtements ou d'autres objets qui ne peuvent que détériorer son organe génital, dont la sensibilité se trouve ainsi affaiblie ou même totalement perdue.

Si la femme écoute mes conseils et se rend à mes avis, elle recouvrera les véritables qualités de sa nature, et quand elle s'unira à l'homme, n'aura que des copulations fécondes.

Réfléchis, noble femme, à mes arguments, et à mes conseils, suis-les scrupuleusement, et tu seras, dans la main de Dieu, l'instrument de la régénération de la race humaine ; tu jouiras à jamais de la gratitude, de l'admiration, de la vénération des générations présentes et futures.

C'est mon dernier vœu.

K. Damarst.

<hr>

6302 – Paris. Typ. et Lith. A. CLAVEL, 32, rue Paradis-Poissonnière